BAJA EN CARBOHIDRATOS

La última guía baja en carbohidratos para perder
peso

(Un plan para dos semanas)

Utka Cruz

I0082400

Publicado Por Daniel Heath

Baja En Carbohidratos: La última guía baja en carbohidratos para perder peso (un plan para dos semanas)

ISBN 978-1-989853-67-2

Este documento está orientado a proporcionar información exacta y confiable con respecto al tema y asunto que trata. La publicación se vende con la idea de que el editor no esté obligado a prestar contabilidad, permitida oficialmente, u otros servicios cualificados. Si se necesita asesoramiento, legal o profesional, debería solicitar a una persona con experiencia en la profesión.

Desde una Declaración de Principios aceptada y aprobada tanto por un comité de la American Bar Association (el Colegio de Abogados de Estados Unidos) como por un comité de editores y asociaciones.

TABLA DE CONTENIDO

Parte 1

Introducción

Yo quiero agradecerte y felicitarte por descargar este libro.

Este libro contiene pasos y estrategias probadas sobre cómo implementar efectivamente la dieta baja en carbohidratos correcta dependiendo en tu estilo de vida y problemas de peso. Te ayudará a entender todo lo que necesitas saber sobre éste tipo de dieta. También cuenta con un capítulo dedicado a recetas fáciles que puedes hacer. Este eBook ofrece consejos y otras guías y técnicas en cómo perder peso y mantener tu figura ideal.

¡Muchas gracias nuevamente por descargar este libro y espero que lo disfrutes!

¿Qué es una dieta baja en carbohidratos?

¿Qué es una dieta baja en carbohidratos?¿Es una manera efectiva para perder peso? Este tipo de dieta se presenta en varias formas, pero pone énfasis en comidas con alto contenido en grasa y proteína, y una porción limitada de carbohidratos.

Mientras esta dieta es principalmente utilizada para perder peso, también hay ciertos tipos que proporcionanmuchos más beneficios para la salud.

Una dieta baja en carbohidratos es adecuada para las personas que deseen cambiar sus hábitos alimenticios y perder peso. Asegúrate de consultar a tu doctor antes de comenzar con éste tipo de dieta, o cualquier régimen dietario, en especial si te encuentras bajo tratamientos y medicaciones.

Los carbohidratos, que son un tipo de macronutriente, pueden ser adquiridos enmuchas comidas y bebidas. Hay muchos tipos de carbohidratos que pueden ser encontrados en alimentos de origen vegetal, que incluyen los granos. Los carbohidratos complejos o fibrosos pueden ser encontrados en legumbres y granos enteros, mientras que los menos complejos son encontrados en frutas y leche. Los carbohidratos refinados o simples son añadidos por fabricantes de alimentos a la comida procesada, como las golosinas, pasteles dulces, sodas, pastas, y pan blanco.

Los carbohidratos son utilizados por el cuerpo como su mayor fuente de combustible. Durante el proceso de digestión, los almidones y el azúcar de la comida que has consumido se descomponen en azúcares simples. Esto se transforma en glucosa o azúcar en sangre y es distribuido a tu torrente sanguíneo. Por otro lado, los carbohidratos complejos resisten la digestión y proporcionan otro propósito en el cuerpo aparte de actuar como combustible.

Cuando el nivel de azúcar en sangre del cuerpo aumenta, el sistema automáticamente libera insulina, ayudando a las células a absorber glucosa. La mayoría de la glucosa te da energía cuando te encuentres realizando actividades, que incluyen desde la más agotadora actividad física hasta la más simple, como respirar. La glucosa que sobra en tu cuerpo va hacia los músculos, células e hígado, y es almacenada para su uso luego o puede llegar a ser convertida en grasa.

Entonces, ¿Cómo una dieta baja en carbohidratos ayuda a perder peso? Con un ingreso de carbohidratos disminuido en tu sistema, también tendrás niveles bajos de insulina. Sin una fuente de combustible suficiente, tu cuerpo quemará la grasa almacenada para reunir la energía necesaria y esto es lo que causará la pérdida de peso.

¿Qué es lo que puedes comer?

La comida que comas mientras sigas una dieta baja en carbohidratos depende de varios factores, que incluyen tu salud en general, la cantidad de peso que necesites perder, y todos los tipos de actividades físicas en las que te involucres con frecuencia.

Aquí hay una simple guía con la que puedes comenzar cuando se trate de este tipo de dieta:

Qué comer: frutas, vegetales, semillas, grasas, huevos, pescado, ciertos tubérculos, carne, granos sin gluten, aceites saludables, y productos lácteos con un contenido de grasa alto.

Lo que deberías evitar: productos que están altamente procesados y que contienen bajo contenido de grasa, trigo, azúcar, grasas trans y aceites de semillas.

Antes de continuar discutiendo sobre las comidas que necesitas incluir en tu plan alimenticio diario, aquí hay siete comidas que debes evitar:

1. Azúcar. Esto significa que no puedes o debes limitarte a ingerir una cantidad mínima de helado, bebidas sin alcohol, jugos de frutas, pasteles dulces, golosinas y muchos más.

2. Granos con gluten. Evita comer granos, como espelta, centeno, trigo y cebada, también pastas y panes.

3. Grasas trans. Estas grasas incluyen los tipos de aceites hidrogenados o semi-hidrogenados.

4. Aceites vegetales o aceites de semillas con alto contenido de Omega 6. Mantente alejado de los aceites, como el de girasol, de algodón, de maíz, de cártamo, de canola, de pepitas de uva, y de soja.

5. Endulzante artificial. Si realmente tienes que usar uno, elige stevia, y mantente alejado de ciclamatos, sacarina, cesulfamo de potasio, sucralosa y aspartamo.

6. Productos dietéticos y los que tienen bajo contenido de grasa. La comida en esta categoría incluye galletas, gran cantidad de productos lácteos, cereales y muchos más.

7. Comida que está altamente procesada. Si realmente quieres seguir esta dieta, de ahora en más, deberás leer las etiquetas de la comida que compres. Lee los ingredientes cuidadosamente, incluso los ingredientes de la comida etiquetada como saludable.

Comidas que son Bajas en Carbohidratos.

Aquí hay algunos ejemplos de comida no procesada que contiene bajas cantidades de carbohidratos:
· Vegetales - los mejores incluyen el brócoli, las zanahorias, la coliflor y la espinaca.
· Pescado - es mejor comer los pescados salvajes. Los más adecuados para esta dieta son la trucha, el abadejo y el salmón.
· Grasas y aceites, que incluyen la manteca

de cerdo, el aceite de hígado de bacalao, la manteca de leche, aceite de oliva y de coco.

· Nueces y semillas - las mejores opciones son las nueces de nogal, almendras, y semillas de girasol.

· Huevos que provienen de pollos pastados o enriquecidos con Omega-3

· Frutas - tus mejores opciones incluyen frutillas, naranjas, arándanos, peras, y manzanas.

· Lácteos de alto contenido graso - yogur, queso, crema de leche entera y manteca.

· Carne - elige el tipo de carne que proviene de animales pastados, que incluye el cordero, pollo, cerdo, y carne de res.

Si debes perder una gran cantidad de peso, deberás asegurarte de consumir una cantidad moderada de nueces y queso. Tu consumo de fruta tampoco debe ir más allá de una por día, pero eso dependerá del tipo de dieta baja en carbohidratos que vayas a seguir.

Para las personas que no requieren perder demasiado peso, y estén sanas e involucradas en varias actividades físicas, también pueden incluir los siguientes en sus comidas:

·   Granos sin gluten, que incluyen la quínoa, el arroz y la avena.

·   Tubérculos, como las batatas y las papas.

·   Legumbres, como los frijoles negros, frijoles pintos y las lentejas.

Las siguientes comidas pueden ser digeridas, pero sólo con moderación:

·   Vino - elige los vinos secos que no contienen ni carbohidratos, ni azúcar agregada.

·   Chocolate amargo - asegúrate de comprarloorgánico, con un porcentaje igual o mayor de 70 por ciento de cacao.

Aquí hay algunos ejemplos de comidas que puedes disfrutar como refrigerio:

·   Té

·   Soda carbonatada que no contenga ningún endulzante artificial

- Café
- Agua

También puedes compensar la regla de una fruta por día agregando muchos vegetales en tu dieta, especialmente aquellos que aspiran a consumir menos de 50 gramos de carbohidratos por día.

Tipos de Dietas Bajas en Carbohidratos

Muchos tipos de dietas bajas en carbohidratos han estado en existencia por una gran cantidad de años. La mayoría de ellas ganaron popularidad debido al gran número de personas que están atestiguando por su eficacia. Algunas variedades han sido más controvertidas, pero ahora la mayoría de ellas están recibiendo el reconocimiento general. Esto se debe al papel efectivo de la dieta en la pérdida de peso, así como a los grandes signos de mejoras en la salud.

Toma en cuenta que no todos los tipos de dietas bajas en carbohidratos son iguales. Para ayudarte a elegir cuál es la mejor para ti, aquí están los 8 regímenes dietarios más populares:

1. La típica
La definición de esta dieta no es definitiva. Se conoce por distintos nombres, como "restringida en carbohidratos", "baja en

carbohidratos" o "dieta baja en carbohidratos". Comparada con la dieta común Occidental, esta dieta tiene mayores cantidades de proteína y menores cantidades de carbohidratos. Comidas basadas típicamente en nueces, vegetales, grasas saludables, pescados, carnes, semillas, y frutas. Permite la ingesta mínima de papas, bebidas azucaradas, granos, y comida chatarra con alto contenido de azúcar.

Tu consumo de carbohidratos va a depender en la cantidad de peso que pretendas perder y otras preferencias. Las siguientes guías te ayudarán a diseñar tu plan para este tipo de régimen dietario.

· Por debajo de 50 gramos de carbohidratos por día. Esto te ayudará a perder peso rápido. La regla es comer frutas que se limitan a las bayas de bajo índice glucémico y muchos vegetales.

· De 50 a 100 gramos por día. Ésta es una gran cantidad para ellos que sólo mantienen su peso o para una pérdida de peso constante. Puedes comer una variedad de frutas y vegetales, si este es tu objetivo.

·	De 100 a 150 gramos por día. Es preferido por aquellos que ejerciten con alta intensidad. Esto te permitirá mantener tu peso ideal. Puedes comer una variedad de frutas y ciertas comidas con almidón, como las batatas y papas.

2. Dieta Cetogénica

Esta dieta requiere de un consumo alto en grasas y bajo en carbohidratos. También es conocida como "ceto". Lo que consumas, ayudará al cuerpo a alcanzar el estado metabólico llamado cetosis. Este tipo de dieta se usó originalmente como un medicamento para tratar la epilepsia refractaria en niños. También hay estudios que atribuyen la dieta como beneficiosa a ciertas afecciones neurológicas y metabólicas. Hoy en día es una de las dietas más populares para perder peso, que es efectiva para suprimir el apetito y ahora es seguidaincluso por atletas y físico culturistas.

La dieta requiere de una cantidad suficiente de proteína, baja en carbohidratos y un consumo alto en grasas, que apunta a forzar al sistema aquemar grasas, en vez de carbohidratos para combustible. Sin obtener suficiente glucosa, el hígado convierte la grasa en ácidos grasos y cuerpos cetónicos automáticamente. Éstos últimos van al cerebro y le sirve al cuerpo como fuente de energía en reemplazo de la glucosa faltante. Cuando el nivel de cuerpos cetónicos en sangre aumenta, el cuerpo entrará en estado de cetosis. Esto es lo que ayuda en la reducción de las crisis epilépticas.

Los cuerpos cetónicos o cetonas son moléculas solubles en agua. Pueden suministrar energía que el cerebro necesite yendo por la barrera hematoencefálica. Es importante tener en cuenta que tu cerebro aún requiere una cantidad de glucosa, la cual es producida por el sistema a través del proceso denominado gluconeogénesis.

La dieta cetogénica tiene muchas variedades. Hay tipos que tienen reglas estrictas cuando se trate del consumo proteico, ya que demasiada proteína en el sistema puede llevar a la reducción de la cantidad de cetonas que son producidos. Éste tipo de dieta requiere alto consumo de grasas y proteínas, y en general, menos de 50 gramos de carbohidratos por día o idealmente, alrededor de 20 a 30 gramos. Su forma más convencional es llamada DCE o la dieta cetogénicaestándar. Existen otras variedades de esta dieta que incluyen más carbohidratos que la estándar, como por ejemplo:

DCC o Dieta Cetogénica Cíclica – Sigues la regla de la dieta estándar en la mayoría de los días de la semana, exceptuando un día o dos, en los que cambiarás por una dieta rica en carbohidratos.

DCA o Dieta Cetogénica Adaptada – Añades pequeñas cantidades de carbohidratos en tu dieta cuando sea que ejercites o en los días en que hagas entrenamiento de alta intensidad.

3. La Dieta Atkins
Este puede ser que sea el régimen dietario bajo en carbohidratos más popular hasta

la fecha. Requiere la reducción del consumo de carbohidratos mientras consumes tantas grasas y proteínas como desees. Necesitarás pasar por estas fases cuando sigas éste tipo de dieta:

· Inducción – Esta primera fase durará dos semanas. Requiere que consumas por debajo de 20 gramos de carbohidratos cada día.

· Balanceo – Tendrás que agregar frutas, nueces y vegetales bajos en carbohidratos gradualmente en tu menú de todos los días.

· Afinado – Asegúrate de que monitorees tu peso cuidadosamente. Cuando estés cerca de llegar a tu peso ideal, consume más carbohidratos para desacelerar la velocidad de pérdida de peso.

· Mantenimiento – Ahora escucharás atentamente a tu cuerpo. Eres libre de comer la cantidad de carbohidratos saludables que desees en tanto tu cuerpo responda bien y tienes certeza de que no ganarás el peso que ya has perdido.

Este plan dietario ha existido por más de

cuatro décadas, y a través de los años, más y más gente se beneficia de su plan para la pérdida de peso. Muchos estudios han demostrado que es seguro y efectivo.

4. Eco-Atkins

Esta es una versión vegana de la popular dieta Atkins, lo que significa que comerás ingredientes y comida que derivan de las plantas. Estos ingredientes contienen grandes cantidades de grasas y proteínas, como las nueces, el gluten, aceites de plantas, y la soja. La proporción ideal de tu dieta diaria es 45 por ciento calorías que vienen de grasas, 30 por ciento de proteínas, y 25 por ciento de carbohidratos.

Ésta puede llegar a contener un porcentaje mayor de carbohidratos que la dieta Atkins, pero se sabe que causa mayor pérdida de peso y también es eficaz cuando se trate de ciertos problemas de salud, como dolencias en el corazón.

5. Dieta Paleo baja en carbohidratos

Esta variedad de dieta está entre las más

seguidas y populares en el mundo. Las comidas que deberías consumir son del tipo que ha existido en la era Paleolítica, de allí viene el nombre. Para los defensores de esta dieta, consumir este tipo de comidas es una parte importante de la evolución humana y que volver a su práctica puede traer muchos beneficios a la salud. Aparte de la pérdida de peso, esta dieta es eficaz cuando se trate de problemas del corazón y para la reducción de azúcar en sangre.

Esta dieta requiere que consumas huevos, pescado, tubérculos, semillas, mariscos, nueces, frutas, carnes, y vegetales. Esta dieta estricta no permite el consumo de ningún tipo de productos lácteos, comida procesada, legumbres, granos, y añadido de azúcar. Puede que no sea una dieta baja en carbohidratos al momento de definirla, pero sigue la idea cuando es practicada.

6. Baja en Carbohidratos, Alta en Grasas (BCAG)

El foco de esta dieta está en mayoría en los huevos, los productos lácteos, carnes, mariscos, pescados, grasas saludables, vegetales, y nueces. El consumo ideal de carbohidratos va desde por debajo de los 100 gramos hasta por debajo de los 20 gramos. Este tipo de dieta se volvió popular primero en Suecia y otros países Nórdicos, pero ahora ha ganado seguidores en todo el mundo. La atención se centra principalmente en comida no procesada e integral, con una ingesta de carbohidratos bastante estándar.

7. Dieta Mediterránea Baja en Carbohidratos

Esta es mayormente preferida por los profesionales de salud. La comida que comerás será del tipo de se consumía en los países mediterráneos al principio del siglo XX. Es similar a la dieta mediterránea básica, pero esta variedad limita la ingesta de comidas ricas en carbohidratos, como los granos enteros. Aparte de perder peso, esta dieta tiene otros beneficios para la salud, que incluyen la prevención del cáncer de mama, diabetes tipo 2, y dolencias del corazón. A diferencia de las variedades regulares de dietas bajas en carbohidratos, ésta hace énfasis en el consumo de aceite de oliva extra virgen más que cualquier otra grasa, y mayor foco en pescados grasos que en carne roja.

8. Cero Carbohidratos

Esta variedad de dieta incluye comidas que derivan del reino animal, como los huevos, la carne, el pescado, y grasas animales, que incluyen la manteca de cerdo y de leche. También puedes poner especias y sal a tus platos si así lo prefieres. Hay personas que prefieren éste régimen pero es importante tener en cuenta que si te abstienes de tomar incluso una pequeña cantidad decarbohidratos, carecerás de nutrientes vitales, como la fibra y la vitamina C.

¿Cómo eliges la dieta baja en carbohidratos apropiada?

Ten en cuenta que los efectos de la dieta no son los mismos en personas distintas. Debes elegir el tipo de dieta que piensas que funcionará con tu estilo de vida, tus objetivos de peso, y lo que tu doctor te recomiende dependiendo de tu estado de salud general. Además deberás elegir la variedad de dieta baja en carbohidratos que tú puedas seguir para poder obtener resultados positivos del proceso.

Recetas Simples y Fáciles de Seguir Bajas en Carbohidratos

Aquí hay algunas recetas bajas en carbohidratos que puedes añadir a tu menú. Son fáciles de hacer y la mayoría de los ingredientes son fáciles de conseguir.

Receta #1: Bocados de huevo y salchicha

Los siguientesingredientes rinden para 6 porciones pequeñas o 4 grandes de este plato: un pequeño manojo de hojas verde oscuras (puedes usar espinaca, acelga, hojas de remolacha o col rizada), 10 huevos, 2 tazas de salchichas sin cocinar (desmenuzadas), y un poco de perejil (puedes sustituirlo con cualquier hierba que desees).

Corta los verdes en tiras finas, saltéalos en una sartén caliente con aceite o manteca en fuego medio. Pon la salchicha, continúa cocinando hasta que la carne esté cocida. Remueve del fuego. Transfiérelo a un bol, añade perejil y huevos y bate. Vierte la mezcla en una sartén engrasada. Cocina en un horno precalentado a 375 grados. Deja que se enfríe un poco una vez terminado de cocinar y corta en cuadrados.

Receta #2: Vegetales Fritos y Huevos

Los ingredientes que necesitarás para hacer este plato son: mezcla de verduras congeladas (descongelada), espinaca, especias que prefieras y aceite de coco.
Primero, calienta el aceite en una sartén a fuego medio-alto. Pon los vegetales descongelados y fríelos. Añade 3 o 4 huevos, pon las especias y continúa cocinando. Pon la espinaca y saltea todo hasta que esté cocido. Servir caliente.

Receta #3: Waffles Picantes con Queso

Para hacer 6 waffles, necesitarás una taza de coliflor crudo (pon el vegetal en un procesador hasta que la consistencia sea como de migas gruesas), 2 huevos, media cucharadita de pimienta, una cucharada de cebollín, una cucharadita de cebolla en polvo y otra de ajo en polvo, una taza de queso mozzarella procesado (corta el queso antes de ponerlo en el procesador) y 1/3 taza de queso parmesano rallado. Como una opción, puedes añadir tomates secos y perejil fresco.

Pon todos los ingredientes juntos y mezcla hasta que estén bien combinados. Vierte la mezcla en una máquina de hacer waffles y cocina cada uno por 4 o 6 minutos. Remueve los waffles y deja enfriar antes de servir. Puedes refrigerar la mezcla restante para utilizar luego.

Receta #4: Desayuno Combinado de Panceta y Huevos

Aunque la panceta sea una carne procesada, aún puedes consumirla de vez en cuando porque es baja en carbohidratos. Para cocinarla, fríe la panceta en una sartén y transfiérela a un plato. Fríe los huevos usando el aceite restante de la grasa de la panceta, añade algunas especias, si así lo prefieres, como cebolla en polvo, ajo en polvo y sal marina. Tu desayuno está listo en una cuestión de minutos.

Receta #5: Ensalada Saludable de Mango y Palta con Pollo Grillado

Para hacer 2 porciones de esta ensalada, necesitarás 12 onzas de pechuga de pollo grillado (rebanado), una taza de mango cortado, una taza de palta cortada, 6 tazas de lechuga manteca bebé roja, y 2 cucharadas de cebolla cortada. Usa vinagreta como aderezo, que requiere de los siguientes ingredientes: 2 cucharadas de vinagre blanco balsámico y otras 2 de aceite de oliva, y sal y pimienta al gusto.

Primero, prepara la vinagreta mezclando todos los ingredientes. Aparta esto para seguir con la ensalada. En un bol, pon los mangos, la palta, la cebolla roja, y el pollo y mezcle bien. Coloca las hojas bebé en un plato para servir, pon la mezcla de ensalada y rocíala con el aderezo. Sirve y disfruta.

Receta #6: Albóndigas Suecas

Los ingredientes que siguen rinden para 22 albóndigas: una libra de carne picada de res (93 por ciento magra), 1 huevo, 1 cucharadita de aceite de oliva, 1 tallo de apio (picado), 1 cebolla (picada), 1/4 taza de perejil picado, un diente de ajo (picado), 2 tazas de caldo de carne (con contenido de sodio reducido), 1/4 taza de migas de pan condimentadas, media cucharadita de pimienta de Jamaica, 2 onzas de queso crema light, y sal y pimienta al gusto.
Pon el ajo y las cebollas en una cacerola calentada a fuego medio con aceite y saltea por 5 minutos. Añade el perejil y el apio y cocina por 4 minutos. Remueve del fuego y deja enfriar.

En un bol, pon la carne, las migas de pan, el huevo, la pimienta de Jamaica, sal, pimienta y la mezcla de cebolla cocida. Mezcla hasta que todo esté biencombinado. Forma albóndigas usando tus manos.

Vierte el caldo de carne en una cacerola a fuego medio-alto hasta que hierva. Cambia el fuego a medio-bajo y deja caer las albóndigas en el caldo. Cubre la cacerola y deja cocinar por 20 minutos. Remueve las albóndigas y transfiérelas a un plato para servir. Hazlo a un lado. Cuela el caldo y ponlo en una batidora. Añade el queso crema y procesa hasta que obtengas una consistencia suave. Transfiere a una cacerola a fuego bajo y déjalo hervir hasta que sea de consistencia gruesa.
Vierte esta preparación sobre tus albóndigas y decora con perejil antes de servir. También puedes servir las albóndigas con fideos.

Receta #7: Salmón Horneado

Para hacer 4 porciones de este plato, necesitarás una libra de salmón (descongélalo si usas congelado), 4 cucharadas de manteca suavizada, sal y pimienta al gusto, y ajo en polvo.

Forra una placa con papel aluminio y coloca el pescado. Sazona con ajo en polvo, sal y pimienta. Esparce manteca sobre toda la superficie del pescado. Hornea en un horno precalentado a 425 grados por 12 minutos o más, en el caso de que el salmón sea grueso. Si el pescado es finito, reduce el tiempo de cocción para prevenir que se sobre cocine.

Receta #8: Ensalada de Repollo Baja en Carbohidratos

Los siguientes ingredientes rinden 6 porciones de este plato: 16 onzas de repollo cortado, una cucharada de crema batida (puedes sustituirla con leche de coco no endulzada), una cucharada de sustituto de azúcar, media taza de mayonesa, una cucharada de vinagre y 1/8 cucharadita de pimienta

En un bol, mezcla todos los ingredientes excepto el repollo. Una vez que todo esté bien combinado, pon el repollo cortado con el aderezo. Transfiérelo a un contenedor y cúbrelo. Refrigéralo por la noche y deja que los sabores se filtren por los vegetales. Sirve al día siguiente.

Receta #9: Ensalada Básica de Pepino

Los siguientes ingredientes rinden para 4 porciones de esta receta fácil de seguir: 1 1/2 pepinos largos ingleses y de 1 a 2 cucharaditas de sal, 2 cucharadas de cilantro fresco (picado), 4 cebollas verdes (cortadas), una cucharadita de ralladura de limón, 1/4 taza de jugo de limón fresco, 1/4 taza de aceite de oliva extra virgen y pimienta recién molida a gusto.

Rebana los pepinos finamente, ponlos en un colador y espolvorea con sal. Deja el colador en la pileta por una hora. Enjuaga las rebanadas de pepino, y asegúrate de haber removido la sal restante. Pon las rebanadas en toallas de papel para drenar el exceso de humedad.

En un bol, combina el resto de los ingredientes hasta que tengas tu aderezo para la ensalada. Pon las rebanadas de pepino junto con el aderezo y sírvelo. Si quieres una ensalada con más sabor, refrigera la mezcla durante la noche antes de servir.

Receta #10: Deliciosas Papas de Col

Esto es algo que puedes comer como un refrigerio o cuando sea que lo desees. Prepara los siguientes ingredientes para hacer tus propias papas saludables: 8 paquetes de col rizado (retira los tallos duros y desgarra en trozos pequeños), sal a gusto y 2 cucharadas de aceite de coco extra virgen (derretido y caliente).

Lava la col y déjala secar. Ponla en un bol y luego añade el aceite caliente. Cubre el bol y agítalo para cubrir todas las hojas con aceite. Esparce las hojas en una placa para horno y espolvorea con sal. Cocina en un horno precalentado a 325 grados por 20 minutos o hasta que estén crujientes, y sirve.

Cómo Perder Peso con Dietas Bajas en Carbohidratos

Una dieta baja en carbohidratos has sido probada eficaz para perder peso. Si crees que no está funcionando, debe haber algo que estés haciendo mal. Toma en cuenta que hay personas que dejan de perder peso incluso antes de alcanzar sus objetivos.

Si piensas que este tipo de dieta no te está funcionando, aquí están las razones principales sobre por qué y qué es lo que puedes hacer para revertir los efectos. Aprendiendo de los errores comunes, también entenderásel modo en que funciona esta dieta como ayuda para perder peso.

1. No estás disminuyendo la cantidad adecuada de carbohidratos.

Debes observar tu cuerpo en el trascurso de la dieta. Si crees que has dejado de perder peso incluso antes de alcanzar tu objetivo, puedes añadir la cantidad de carbohidratos que redujiste. Comienza a consumir por debajo de 50 gramos por día. Esto puede ser logrado quitando porciones de frutas que comes o conformarte con digerir una pequeña cantidad de bayas. Si esto no funciona, puedes ir por debajo de los 20 gramos de carbohidratos por día. Esto significa que tu dieta estaría compuesta de grasas saludables, verduras verdes y frondosas, y proteína. Observa cómo tu cuerpo reacciona a los cambios antes de volver a tu típica ingesta diaria baja en carbohidratos.

2. Has estado haciendo esto por mucho más tiempo del que se recomienda.

La disminución en el consumo de carbohidratos debe ser hecha en ciclos. Esto es practicado incluso por aficionados a la aptitud física, como modelos y físico culturistas. Ellos pasan por ciclos de volumen y definición. La manera más segura de hacerlo es con la dieta baja en carbohidratos por unos meses, y luego proceder a mantener el peso perdido por dos meses al mismo tiempo que aumentar masa muscular antes de volver a la dieta. Durante el período de volumen, no debes dejarte llevar por la comida no saludable porque esto volverá el mantenimiento de peso más difícil.

3. Ya estás perdiendo grasa pero no te has dado cuenta de los cambios.

No puedes medir el éxito de tu dieta pesándote todos los días. Hazte un tiempo para hacerlo de manera regular, pero no esperes que tu peso disminuya siempre. El proceso no es lineal y mientras la tendencia no permanezca estancada durante mucho tiempo, entonces estás en el camino correcto.

Perder peso no es lo mismo que perder grasa. Usa una cinta métrica para medir las partes de tu cuerpo para determinar si estás adelgazando. También puedes monitorear tu progreso tomándote fotografías. Mientras veas que hay progreso, la dieta va a estar funcionando, incluso aunque la balanza muestre algo diferente.

4. No estás durmiendo lo suficiente.

La cantidad de sueño que tienes afecta a tu peso corporal y preocupaciones generales de salud. Cuando te falte dormir, la tendencia será de buscar comida. Te hace estar más cansado y menos motivado a ponerte en forma. No importa cuánto te refrenes de comer, tu dieta no va a funcionar si no le permites a tu cuerpo obtener una cantidad suficiente de descanso. Si realmente tienes problemas para dormir, aquí hay algunos consejos que puedes intentas:

·   Apaga todas las luces y duerme en completa oscuridad
·   Ten una rutina antes de irte a dormir; esto puede ayudarle al cuerpo a relajarse, como meditar o leer.

·   Evita hacer actividades físicas desafiantes algunas horas antes de irte a dormir.

·   Evita tomar alcohol y cafeína varias horas antes de irte a dormir.

5. Estás dejando que el estrés te afecte la mayoría del tiempo.

No puedes evitar el estrés, especialmente a medida que envejeces. Puedes encontrar maneras para lidiar con el mismo para que la emoción no te afecte todo el tiempo. Cuando estés siempre estresado, tu cuerpo libera mucho cortisol, que es la hormona del estrés. Esto hace que anheles más comida chatarra y que te sientas hambriento la mayoría del tiempo, lo que obstaculizará tu objetivo de perder peso. Lidia con el estrés mediante el aprendizaje de maneras correctas de combatirlo a través de meditación, ejercicios de respiración, y deshacerse de lo que lo causa.

Otros Consejos Esenciales para Perder Peso con una Dieta Baja en Carbohidratos

Aquí hay otros consejos esenciales que debes recordar y seguir para obtener los mayores beneficios de este tipo de dieta.

1. Come cuando tengas hambre. Debes mantener tu metabolismo siempre en movimiento. Cuando sientas hambre significa que tu metabolismo ha comenzado a desacelerarse como una manera de conservar energía. Está esperando a que ingieras comida para poder aprovisionarse de combustible. Si ignoras el hambre, te sentirás cansado y a tu cuerpo se le puede llegar a dificultar perder peso eficientemente.

2. Ejercicio. La dieta comprende solo el 80 por ciento de la pérdida de peso. El porcentaje restante es atribuido al ejercicio. Asegúrate de que pasas tiempo de calidad flexionando tus músculos y moviéndote.

3. Este tipo de dieta requiere que cuentes la cantidad ingerida de carbohidratos y no las calorías. Tu objetivo es manejar los niveles de insulina en tu cuerpo haciendo un seguimiento de tu consumo de carbohidratos de un promedio de 20 gramos por día. Esto hará que tu metabolismo se acelere y queme grasa. Esta es la razón por la que deberías mantenerte alejado de comidas que son ricas en almidón y azúcar, porque tienen grandes cantidades de carbohidratos.

4. Lee las etiquetas de lo todo lo que vayas a comer y poner en tu cuerpo. Tienes que ser cuidadoso al hacer tus compras de comestibles. Lee todas las etiquetas y ten cuidado con el contenido de azúcar de los productos antes de comprarlos. La regla no solo aplica para comida, condimentos, y salsas. También debes practicar esto cuando compres medicamentos, y artículos de uso personal. Hay ciertos productos de belleza, como lociones, enjuagues faciales, exfoliantes, que contienen azúcar y miel. Ellos también

pueden interferir con tus objetivos de pérdida de peso.

5. Almacena comidas listas para comer en tu refrigerador. Asegúrate de que puedes coger algo que es adecuado para este tipo de dieta cuando tengas hambre. De esta manera, puedes manejar el antojo eficazmente para comer casi cualquier cosa. Llena tu heladera con huevos hervidos, brócoli que puedes cocinar fácilmente al microondas con manteca o queso, o vegetales con los que puedas hacer una ensalada rápida para satisfacer tu hambre.

6. Nunca debes omitir comidas. Come tres grandes comidas por día. Si no eres una persona que le guste desayunar y preferirías hacer ejercicio en la mañana en vez de comer, puedes compensar la comida con un batido de proteínas con bayas y semillas de chía.
Cuando tropiezas y pierdes tu seguimiento de la dieta, no utilices esto como una excusa para dejarla. Simplemente

esfuérzate para volver a donde estabas, mantente motivado, y recuérdate tus objetivos de pérdida de peso.

Conclusión

¡Muchas gracias por descargar el libro nuevamente!

Espero que este libro haya podido ayudarte a entender lo básico de la dieta baja en carbohidratos y cómo te puedes beneficiar de ella. Es hora de escoger el tipo de dieta baja en carbohidratos a seguir, comprar los ingredientes correctos, y aprender a elaborar platos que encajen en todo el esquema. Es mejor comenzar lo antes posible para ver los resultados y comenzar a obtener beneficios de salud.

Parte 2

Introducción

La dieta baja en carbohidratos es una de las más probadas y efectivas para bajar de peso. Como usted probablemente asumió, la dieta baja en carbohidratos se basa en consumir alimentos que son bajos en éstos. No obstante, puede ser difícil saber exactamente cuáles son los alimentos ideales para lograr esta meta. A continuación, se presentan algunos consejos útiles para cualquier persona que quiera seguir este plan alimenticio.

Consejos útiles para dietas bajas en carbohidratos:

- Incluya verduras y carnes magras (pescado y pollo) en su dieta. La mayoría de las verduras y carnes contienen bajas cantidades de carbohidratos y pueden controlar su apetito.
- Evite los alimentos con almidón como la pasta, las papas y el arroz. Estos alimentos tienen altas cantidades de carbohidratos.
- Limítese a beber agua, la mayoría de otras bebidas como los jugos pueden incluir azúcares de los que tal vez usted no sea consciente.

Este libro de cocina baja en carbohidratos tiene una amplia gama de recetas para principiantes que podrá disfrutar. Estas recetas le ayudarán a evitar los carbohidratos, ¡Y además saben muy bien!

Capítulo 1 - Recetas para un desayuno bajo en carbohidratos

Muffins de jamón con huevo y espinacas

Ingredientes

5 Huevos Grandes

4 claras de huevo

3/4 taza de queso rallado

Jamón extra magro, 4 oz (113 gr.) picado

1/4 de cebolla, picada

1 taza de espinacas

Aceite de oliva para engrasar la sartén y moldes para los muffins.

Instrucciones

Precaliente el horno a 350 ºF (176 ºC). Engrase los moldes para muffins y déjelos a un lado.

Engrase ligeramente la sartén. Saltee el jamón y la cebolla hasta que la cebolla esté translúcida.

Agregue las espinacas hasta que se doren. Bata los huevos y las claras de huevo.

Agregue la mezcla de jamón al recipiente de huevos y revuelva. Llene los moldes de muffins 2/3 con la mezcla de huevo.

Espolvoree el queso sobre cada muffin.

Carbohidratos totales: 1 g por muffin

Sartén para el desayuno

Ingredientes

1/2 cucharada de aceite de oliva

1/8 taza de pimiento verde picado

1/8 taza de pimiento rojo picado

1/4 taza de cebolla picada

1/8 cucharada de ajo en polvo

3 rebanadas de tocino de pavo, cortado en trozos de 1/2

3 claras de huevo

1/4 taza de queso mozzarella parcialmente descremado

pimienta al gusto

Instrucciones

Caliente el aceite en una sartén. Agregue los pimientos, las cebollas, el ajo en polvo y el tocino.

Cocine hasta que los vegetales estén tiernos y el tocino esté dorado.

Agregue las claras de huevo y revuelva constantemente hasta que los huevos estén bien cocidos.

Espolvoree el queso por encima y mezcle hasta que se derrita. Agregue pimienta al gusto.

Carbohidratos totales: 6g por porción

Cazuela para el desayuno

Ingredientes

6 huevos

1 lata de tomates

1 libra (450 gr.) de salchicha de desayuno

1 taza de leche descremada

1 taza de queso Colby o Monterey Jack rallado

1 pizca de sal y pimienta

Instrucciones

Bata los huevos, la leche, una pizca de sal y pimienta y colóquelos a un lado. Dorar la salchicha, la cebolla y los tomates escurridos en una sartén.

En una cacerola de vidrio de 8 x 12, coloque la salchicha en el fondo, cúbrala con huevos, espolvoree 1 taza de queso rallado en la parte superior.

Hornear durante 30-45 minutos.

Carbohidratos totales: 5g por porción

Cazuela picante para el desayuno

Ingredientes

1 libra de salchicha de desayuno - regular, dorada

1 Cebolla dulce mediana

1 pimiento rojo grande

1 lata pequeña de chiles verdes

2 tazas de queso cheddar picante

6 Huevos

1 taza de Bisquick (sólo mezcla seca)

2 tazas de leche

Salsa Tabasco (al gusto)

Sal y pimienta (al gusto)

Instrucciones

Dorar la salchicha en una sartén. Cuando la salchicha esté casi lista, agregue la cebolla y el pimiento rojo cortados en cubitos para que se salteen rápidamente.

En un recipiente, revuelva los huevos y añada lentamente el Bisquick y la leche. También agregue la salsa Tabasco, la sal y la pimienta al gusto.

Coloque una capa de queso y chiles verdes en el fondo de una bandeja para hornear de vidrio engrasado.

Agregue la salchicha, la cebolla y la mezcla de pimienta a la parte superior.

Luego vierta el huevo, la leche y la mezcla Bisquick sobre todo el contenido del plato.

Hornee a 350 durante 30-45 minutos.

Carbohidratos totales: 11g

Muffins de pavo

Ingredientes

1libra(450 gr.)de pavo molido

1 tallo de apio, picado

1/3de taza de cebolla o chalotes, picados, 1 ½ onzas(42 gr)

2 onzas (56 gr.) de queso cheddar rallado

2 huevos

1/4 de taza de crema espesa

1/4 de cucharadita de pimienta

1/4 de cucharadita de condimento de pollo

Instrucciones

Dore el pavo con el apio, la cebolla y un poco de sal y pimienta hasta que el apio esté blando; escurra la grasa.

Bata los huevos, la crema, la pimienta y el condimento de pollo. Divida el pavo en 6 tazas para muffins bien engrasadas.

Cubra con el queso y, a continuación, vierta la mezcla de huevo uniformemente sobre cada uno de ellos.

Hornear a 350º F (176 ºC) por 20/25 minutos, hasta que estén suaves y ligeramente dorados.

Carbohidratos totales: 1 g por muffin.

Wrap bajo en carbohidratos para el desayuno

Ingredientes

1 huevo grande, revuelto

1 rebanada de queso americano

1 rebanada de jamón magro

1 wrap de tortilla

Instrucciones

Rocíe el tazón con Pam (aerosol para cocinar); agregue el huevo y revuelva con un tenedor; cocine en el microondas por 30 segundos a fuego alto.

Ponga el jamón y el queso encima y cocine en el microondas otros 30 segundos.

Ponga huevo, jamón y queso en la tortilla y envuélvala.

Carbohidratos totales: 8 g

Muffins de queso y salchichas para el desayuno

Rinde 24 muffins

Ingredientes

2 taza de queso rallado

1 libra de salchicha a granel

16 huevos

Instrucciones

Dore la salchicha y escúrrala bien.

Mezcle salchichas, queso, huevos.

Vierta en moldes para muffins rociados con el aerosol de cocina.

Hornee a 350ºF (176 ºC) durante aproximadamente 30 minutos hasta que esté listo.

Carbohidratos totales: 1 g por muffin

Cazuela de desayuno de salchicha de pavo

Ingredientes

Salchicha de pavo, 5 hamburguesas grandes

1/2 taza de cebolla blanca, picada

1 pimiento rojo picado

12 huevos grandes

1/2 taza de agua

Condimentos de su elección

Instrucciones

En una sartén grande y profunda, dorar la salchicha de pavo, partiéndola en trozos pequeños.

Retire a una toalla de papel dejando la grasa de pavo en la sartén. Si no hay grasa, entonces use aerosol de cocina para engrasar el recipiente.

A fuego medio, saltee la cebolla y los pimientos hasta que las cebollas empiecen a dorarse y los pimientos se estén ablandando - aproximadamente 5 minutos.

Bata bien los huevos, el agua y los

condimentos de su elección.

Vierta sobre las cebollas y los pimientos. Agregue la salchicha y distribúyala uniformemente.

Tape y deje cocinar a fuego lento 10-15 minutos o hasta que los huevos estén listos.

Capítulo 2 - Recetas bajas en carbohidratos

Sopa de coliflor y queso cheddar

Ingredientes

3 cucharadas de mantequilla

1/2 cebolla mediana, picada

1 lata de sopa, crema de pollo

1 lata de caldo de pollo

1 cabeza de coliflor, cortada en pequeños ramilletes

1 cucharada de condimento de su elección

1 taza de crema de cacao

1 taza de queso cheddar, rallado

Instrucciones

Saltee las cebollas en mantequilla hasta que estén transparentes. Agregue la sopa y el caldo, luego agregue la coliflor y el condimento. Dejar cocer hasta que la coliflor esté blanda, aprox. 20 minutos.

Quitar la olla del fuego.

Utilizando una batidora, bata hasta que la coliflor se mezcle bien y la sopa se vuelva cremosa. Agregue la crema, el queso y la sal/pimienta al gusto.

Vuelva a calentar a fuego lento hasta que se caliente.

Carbohidratos totales: 12.1 g

Quiche de hongos

Ingredientes

6 huevos

1 taza de crema espesa

½ cucharadita de sal

8 onzas (226 gr.) de hongos frescos, cortados en rodajas *

Mantequilla, para freír los hongos

8 onzas (226 gr.) de queso suizo, rallado

Instrucciones

Bata los huevos, luego agregue la crema y la sal. Saltee los hongos en mantequilla hasta que estén suaves. Distribuya el queso en el fondo de un plato grande de cristal engrasado y cubra con los champiñones.

Vierta la mezcla de huevo uniformemente sobre los hongos.

Hornee a 350º F (176 ºC) durante 25-35 minutos, hasta que un cuchillo insertado en el centro salga limpio.

Deje reposar 5 minutos antes de cortar.

Carbohidratos totales: 4g por porción

Sopa de calabaza y salchicha

Ingredientes

16 oz. (450 gr.) de salchicha estilo campestre

1 cebolla pequeña, picada

1 diente de ajo, picado

1 cucharada de condimento italiano

1 taza de hongos frescos, picados

1 lata (15 oz./425 gr.) de calabaza

5 tazas de caldo de pollo

½taza de crema espesa

½taza de crema agria

½taza de agua

Instrucciones

A fuego medio, cocer la salchicha rompiéndola en trozos pequeños. Drene la grasa. Agregue la cebolla, el ajo, el aderezo italiano y los hongos, y cocine y revuelva hasta que los vegetales estén tiernos.

Agregue la calabaza enlatada y el caldo, revolviendo para mezclar bien.

Cocine a fuego lento de 20 a 30 minutos.

Retire del fuego y agregue la crema espesa, la crema agria y el agua.

Sirva caliente.

Sopa cremosa de champiñones

Ingredientes

1 taza de agua

1 libra (450 gr.) de hongos, limpios y cortados en rodajas

1 cucharada de aceite de oliva

1/4 taza de crema espesa

1/4 taza de queso parmesano rallado

Una pizca de pimienta negra

Instrucciones

Ponga a hervir el agua en una sartén para saltear con tapa, agregue los hongos y hierva lentamente de 4 a 5 minutos.

Escurrir y mezclar en una licuadora, añadiendo aceite de oliva y crema.

Vacíe en un tazón y agregue el queso y la pimienta al gusto.

Carbohidratos totales: 2.9 g por porción

Quiche mexicano picante

Ingredientes

4 onzas (113 gr.) de queso cheddar rallado

8 onzas (226 gr.) de queso Monterey Jack, rallado

Lata de 4 onzas de chiles verdes picados

3-4 huevos

1 taza de crema espesa

1/4 cucharadita de sal

1/8 cucharadita de pimienta

Instrucciones

Poner los quesos en un molde engrasado de 9-10". Distribuya los chiles uniformemente sobre el queso.

En un recipiente mediano, bata los huevos, la crema y los condimentos; vierta uniformemente sobre el queso y los chiles.

Hornee a 350º (176 ºC) durante 35-40 minutos, o hasta que un cuchillo insertado en el centro salga limpio y la parte superior esté dorada.

Deje reposar 15 minutos antes de cortar.

Carbohidratos totales: 3g por porción

Sopa de coliflor y zanahoria

Ingredientes

4 tazas de caldo de pollo

2 tazas de coliflor, picada

2 zanahorias medianas ralladas

3 cucharaditas de salsa picante

Instrucciones

Caliente el caldo hasta que hierva, añadir la coliflor, las zanahorias y la salsa picante.

Cocine a fuego lento durante 15 minutos.

Use una licuadora para mezclar la sopa hasta obtener una consistencia cremosa.

Agregue pimienta negra al gusto.

Carbohidratos totales: 9.0 g por porción

Sartén de pollo

Ingredientes

½ coliflor fresca mediana, rallada, 16 onzas (450 gr.)

1 libra (450 gr.) de pollo o pavo molido

1 cebolla mediana, picada, 4 onzas (113 gr.)

1 diente de ajo, picado

2 cucharadas de jugo de limón, jugo de 1 limón

1 ½ cucharaditas de comino

1 cucharadita de salsa tabasco

Lata de 10 onzas (280 gr.) de tomates con chiles verdes, escurridos

½ taza de frijoles de soya negros en lata, escurridos *

1 cucharadita de sal

Pimienta, al gusto

½ taza de cilantro fresco, picado

1 aguacate, cortado en cubos

Instrucciones

Poner la coliflor rallada en una cazuela para microondas. Agregue 2 cucharadas de agua, tape y cocine en el microondas a temperatura ALTA durante 7 minutos, revolviendo después de unos 3 minutos.

Retire del microondas y deje reposar tapado por 5 minutos; deje a un lado.

Mientras tanto, en una sartén de 12 pulgadas, dorar el pollo, las cebollas y el ajo hasta que el pollo esté listo y las cebollas estén suaves.

Agregue el jugo de limón, el comino y la salsa Tabasco. Añada los tomates y los frijoles de soja negros. Incorporar la coliflor y sazonar con sal y pimienta.

Cocine a fuego lento unos minutos para calentar y luego agregue el cilantro.

Cubra cada porción con un poco de aguacate cortado en cubos.

Carbohidratos totales: 7g por porción

Sopa de pollo baja en carbohidratos

Ingredientes

16 oz (450 gr.) de caldo de pollo

3 oz (85 gr.) Pechuga de pollo

1 cucharadita de condimento para carnes de ave

¼ cucharadita de ajo en polvo

1 cucharada de mantequilla

Instrucciones

Hierva el caldo a fuego lento, añada el pollo y los condimentos, y deje hervir por 2 minutos.

Reduzca a bajo y añada mantequilla. Apague el fuego y deje reposar por 2 minutos.

Servir caliente.

Carbohidratos totales: 2.5 g por porción

Salteado de pollo

Ingredientes

2 pechugas de pollo deshuesadas, cortadas en tiras

1 cucharadita de sal sazonadora picante

1 pimiento rojo grande, cortado en tiras, 6 onzas (170 gr.)

1 cebolla pequeña, en rodajas, 2 ½ onzas (70 gr.)

1 diente de ajo, picado

Aceite y mantequilla

Sal y pimienta, al gusto

Instrucciones

Ponga el pollo crudo en un recipiente pequeño y mezcle con el condimento para cubrirlo.

Caliente el aceite y la mantequilla en una sartén grande a fuego medio-alto. Saltee el pollo, los pimientos, la cebolla y el ajo hasta que el pollo esté bien cocido y los pimientos estén crujientes.

Sazone con sal y pimienta.

Carbohidratos totales: 4g por porción

Sopa cremosa de pavo y champiñones de cocción lenta

Ingredientes

3 tazas de caldo de pollo

32 oz (900 gr.) de leche de almendras

16 oz (450 gr.) de queso crema

1 taza de hongos

16 oz (450 gr.)de carne de pavo

1 ½ tazas de coliflor, picada

1 cucharada de sal

1 cucharadita de pimienta negra

1 cucharada de cebolla, picada

Instrucciones

Ponga todos los ingredientes en una olla de cocción lenta y cocine a fuego lento durante 3 horas.

Carbohidratos totales: 7.8 g por porción

Sopa de boda italiana en olla de cocción

lenta

Ingredientes
Albóndigas

1 lbs. (450 grs.) de carne molida magra

1 huevo, ligeramente batido

1/4 de taza de perejil fresco, picado

2 cucharaditas de orégano

1 cucharada de albahaca

1/2 cucharadita de sal

1/2 cucharadita de pimienta

1/4 de taza taza de queso parmesano rallado

Sopa

6 tazas de caldo de pollo

1 taza de pechugas de pollo cocidas sin hueso, desmenuzadas

1/2 taza de zanahorias, finamente picadas

1/2 taza de cebolla, finamente picada

1/2 taza de apio, finamente picado

2 tazas de espinacas (congeladas o

frescas), cortadas en trozos pequeños

2 hojas de laurel

1 1/2 cucharadita de ajo en polvo

1/4 cucharadita de pimienta

Instrucciones

Albóndigas

Precalentar el horno a 350ºF (176 ºC)

Mezcle todos los ingredientes en un tazón grande

Forme bolas muy pequeñas, aproximadamente 90 por 1 lbs de carne molida. Colóquelo en una bandejaantiadherente para hornear galletas.

Hornee de 10 a 15 minutos. Las albóndigas deben estar doradas por fuera, pero todavía blandas.

Retire del horno y escurra en una toalla de papel si es necesario.

Sopa

Coloque todos los ingredientes, excepto las espinacas, en la olla junto con las albóndigas.

Cocine en alto durante 4-6 horas o bajo durante 8-10 horas. Añadir espinacas durante la última hora.

Retire las hojas de laurel.

Carbohidratos totales: 9.5 g

Curry de pavo

Ingredientes

1 libra (450 gr.) de pavo molido

1 cebolla pequeña, picada, 2 ½ onzas (70 gr.)

1 cucharada de curry en polvo

1 tomate grande, picado en trozos grandes

1/4 taza de perejil fresco, finamente picado

1 taza de queso yogurt

1 cucharadita de jugo de limón

Sal y pimienta, al gusto

Instrucciones

En una sartén grande, dorar el pavo con la cebolla, el curry en polvo y un poco de sal y pimienta; escurrir el exceso de grasa.

Añadir el tomate y el perejil y calentar bien. Retire del fuego y agregue el queso yogurt y el jugo de limón; no cocine más o el yogur se cuajará.

Sazone con sal y pimienta.

Carbohidratos totales: 6g por porción

Capítulo 3 - Recetas bajas en carbohidratos

Sopa de pollo y chile verde

Ingredientes

2 ½ libras(1.1 kg)de pollo cocido, cortado en cubos

1 cebolla grande, picada

11 onzas (311 gr.) de chiles verdes picados

1 cucharada de aceite de coco

3 dientes de ajo, picados

sal y pimienta al gusto

2 latas de sopa de pollo y champiñones

3 tazas de caldo de pollo

1 taza de crema agria

2 tazas de queso cheddar

Instrucciones

Hierva el pollo en agua, escúrralo, córtelo en trozos y déjelo a un lado.

En la misma olla saltee las cebollas en aceite de coco hasta que estén transparentes. Agregue los chiles verdes y el ajo y vierta el caldo de pollo, sazone al gusto.

Bata el contenido de las latas de sopa y la crema agria en una olla hasta que estén completamente   mezcladas. Cuidadosamente agregue el pollo a la olla.

Deje hervir a fuego lento y vuelva a poner a temperatura ambiente. Antes de servir, añada el queso y déjelo reposar durante 5 minutos hasta que éste se derrita por completo.

Carbohidratos totales: 7g por porción

Sartén de pavo para cenar

Ingredientes

20 onzas (560 gr.) de pavo o pollo molido

1 cebolla pequeña, cortada en cubitos

1 tallo de apio, cortado en dados

1/2 libra (226 gr.) de hongos frescos, cortados en rodajas

12 onzas (340 gr.) de flores de brócoli, cocidas

Sal y pimienta, al gusto

Una pizca de curry en polvo

1/4 cucharadita de goma xantana

1/4 taza de caldo de pollo

1/4 taza de crema espesa

4 onzas (113 gr.) de queso cheddar rallado

Instrucciones

En una sartén o un wok grande, dore la carne con la cebolla, el apio y los champiñones hasta que el apio esté suave. Drene la grasa.

Agregue la sal, la pimienta y el polvo de curry. Espolvoree la goma de mascar xantana sobre todo y revuelva rápidamente.

Agregue el caldo y la crema y cocine a fuego lento. Cocine y revuelva uno o dos minutos hasta que la salsa haya espesado.

Añada el brócoli y caliente bien.

Agregue los condimentos, añada el queso y mezcle para derretirlo.

Carbohidratos totales: 6g por porción

Chuletas de cerdo glaseadas

Ingredientes

4 chuletas de cerdo, con o sin hueso

2 cucharadas de aceite

½ taza de vinagre de sidra

3 cucharadas de Splenda granular

1 cucharadita de salsa de soja

2 ½ onzas (70 gr.) de cebolla, rebanada fina, 1 pequeña

Instrucciones

Dore las chuletas de cerdo por ambos lados en aceite caliente en una sartén grande con tapa. Mezcle el vinagre, el Splenda y la salsa de soja; vierta sobre las chuletas.

Esparcir las cebollas por encima. Tape y cocine a fuego lento, volteando ocasionalmente, 45 minutos o hasta que la salsa en la sartén esté casi evaporada.

Destape la sartén durante los últimos 5-10 minutos si es necesario.

Coloque las cebollas sobre cada chuleta de cerdo para servir.

Carbohidratos totales: 4 g por chuleta de cerdo

Sopa de espárragos

Ingredientes

1 lata de espárragos cortados en lanzas

1/2 taza de crema espesa

1 taza de caldo de pollo

1/2 taza de cebolla picada

3 cucharadas de mantequilla

sal y pimienta

Queso parmesano rallado

Instrucciones

En un procesador de alimentos haga un puré con la lata de espárragos hasta que estén espesos, déjelos a un lado.

En una sartén a fuego lento, derrita la mantequilla y sofría la cebolla picada hasta que esté suave, de 5 a 7 minutos.

Añadir la cebolla cocida a la mezcla de espárragos y triturar de nuevo.

Agregue esta mezcla de cebolla y espárragos a una cacerola y caliente, no hierva.

A su mezcla agregue 1 taza de caldo de

pollo, y ½ taza de crema espesa.

Continúe calentando a fuego lento durante unos 8 minutos, hasta que esté muy caliente, pero no hierva.

Agregue sal y pimienta.

Sirva la sopa caliente con 1 cucharadita de queso parmesano espolvoreado encima.

Carbohidratos totales: 4g por porción

Sopa de brócoli y queso

Ingredientes

2 tazas de brócoli cocido

4 onzas (113 gr.) de queso crema

3/4 taza de crema espesa

2 tazas de agua

2 paquetes de caldo de pollo

3/4 taza de queso cheddar, rallado

pimienta al gusto

Instrucciones

Mezcle el brócoli cocido, el queso crema, la crema espesa y 3/4 de taza de agua en el procesador de alimentos. Mezcle hasta que esté suave.

Transfiera la mezcla a la olla, agregue el caldo, la pimienta y el resto del agua,es decir, 1 ¼ taza.

Cocine a fuego lento a fuego medio. Agregue el queso cheddar y revuelva hasta que se derrita.

Carbohidratos totales: 4g por porción

Sopa cremosa de aguacate

Ingredientes

parte blanca de 2 cebollas verdes, picadas

1 tallo de apio, picado

1 cucharada de mantequilla

1 cucharada de aceite de oliva

1 taza de caldo de pollo

1 taza de agua

1 aguacate maduro

1/3 taza de crema espesa

1 cucharadita de curry en polvo

sal y pimienta, perejil al gusto

Instrucciones

Picar la parte blanca de las dos cebollas verdes y el apio.

Saltear en mantequilla y aceite de oliva

Agregue el caldo de pollo y el agua, lleve al punto de ebullición.

Agregue la crema y el curry. Triturar o licuar con aguacate pelado, sal y pimienta.

Adorne con un poco de perejil, fresco o seco. Sirva caliente o frío.

Sopa de pollo y repollo picante

Ingredientes

Repollo fresco, 1 cabeza, picado en trozos del tamaño de un bocado

1 lata de espinacas

Apio, crudo, 3 tallos, grande

Cebollas crudas, 3 medianas

Habichuelas verdes, congeladas, 3 tazas

Caldo de pollo 1 lata

Pechuga de pollo, sin piel,3 pechugas

4 cucharadas de ajo picado

6 cucharadas de sal con ajo

Agua del grifo, 6 tazas

Pimienta, negra, 4 cucharadas

2 cucharaditas de condimento italiano

Garbanzos 2 latas

Zanahorias crudas, 2 tazas, picadas

Aceite de oliva, 6 cucharadas

Instrucciones

Pique la cabeza de col en trozos del tamaño de un bocado y déjela a un lado.

Pique las cebollas en trozos del tamaño de un bocado y dórelas en una olla sopera grande con aceite de oliva a fuego alto hasta que estén doradas.

Añada el ajo picado y deje dorar con las cebollas durante 1 minuto.

Agregue el repollo picado y revuelva con la mezcla de cebollas y ajo durante 5 minutos.

Agregue el agua, el caldo, las hierbas, las especias y todas las demás verduras y hierva.

Corte la pechuga de pollo cruda en pedacitos pequeños, mezcle y baje el fuego para que hierva a fuego lento durante 2 horas o hasta que el pollo esté cocido.

Carbohidratos totales: 13 g

Cazuela de atún con ejotes

Ingredientes

1 cebolla pequeña, picada, 2 ½ onzas (70 gr.)

2 tallos de apio, finamente picados

2 cucharadas de mantequilla

2 latas de 14 onzas (396 gr.) de ejotes verdes cortados a la francesa, bien escurridos

Lata de 4 onzas (113 gr.) de hongos, bien escurridos

1/4 taza de mayonesa

1/4 cucharadita de sal

1/2 cucharadita de pimienta

1/8 cucharadita de ajo en polvo

8 onzas de queso cheddar rallado

2 latas de 6 onzas (226 gr.) de atún, bien escurridas

Instrucciones

Sofreír la cebolla y el apio en la mantequilla hasta que estén muy suaves y un poco dorados, unos 20 minutos.

Combine todos los ingredientes en una cacerola engrasada de 1 ½ cuartos o en un plato para hornear de 8x8".

Hornee a 350ºF (176 ºC), sin tapar, 30 minutos o hasta que esté bien dorado y burbujeante.

Carbohidratos totales: 4 g

Sopa cremosa sudoeste

Ingredientes

10 empanadas de soja, desmenuzadas

1 lata de 28 onzas (793 gr.) de tomates guisados (con jugo)

1 cebolla mediana

2 dientes de ajo

3 tazas de agua

2 cucharaditas de caldo de verduras bouillon

1/2 taza de mitad y mitad de crema

12 cucharadas de queso crema ligero

1 cucharada de comino

1 cucharadita de chile en polvo

Instrucciones

Freír las empanadas, las cebollas y el ajo hasta que las cebollas estén blandas.

Añada el resto de los ingredientes, excepto la crema y el queso crema, deje hervir y cocine a fuego lento durante 20 minutos.

Agregue el queso crema y la crema, y caliente, pero sin hervir.

Carbohidratos totales: 14 g

Vea esta sorprendente oferta.